解密
骨质疏松痛

主编 冯 艺

疼痛防治靠自己百问丛书

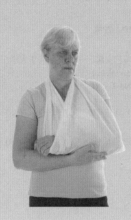

清华大学出版社
北京

版权所有，侵权必究。侵权举报电话：010-62782989 13701121933

图书在版编目（CIP）数据

解密骨质疏松痛 / 冯艺主编. —北京：清华大学出版社，2019.12
（疼痛防治靠自己百问丛书）
ISBN 978-7-302-53993-3

Ⅰ．①解…　Ⅱ．①冯…　Ⅲ．①骨质疏松 – 防治 – 问题解答　Ⅳ．① R681-44

中国版本图书馆 CIP 数据核字（2019）第 230750 号

责任编辑： 肖　军
封面设计： 刘艳芝
责任校对： 刘玉霞
责任印制： 李红英

出版发行： 清华大学出版社
　　　　　网　　址： http://www.tup.com.cn，http://www.wqbook.com
　　　　　地　　址： 北京清华大学学研大厦 A 座　**邮　编：** 100084
　　　　　社 总 机： 010-62770175　　　　　　**邮　购：** 010-62786544
　　　　　投稿与读者服务： 010-62776969，cservice@tup.tsinghua.edu.cn
　　　　　质量反馈： 010-62772015，zhiliang@tup.tsinghua.edu.cn
印 装 者： 涿州汇美亿浓印刷有限公司
经　　销： 全国新华书店
开　　本： 127mm×185mm　　**印　张：** 4.625　　**字　数：** 59 千字
版　　次： 2019 年 12 月第 1 版　**印　次：** 2019 年 12 月第 1 次印刷
定　　价： 35.00 元

产品编号：082424-01

《疼痛防治靠自己百问丛书》编委会

编　委（按姓氏拼音排序）

冯　艺	冯智英	傅志俭	郭晓丽	韩冲芳
李　毓	李亦梅	刘　慧	刘红兵	卢振和
陆丽娟	申　文	史可梅	石　英	司马蕾
王　林	王清秀	王　霞	王小平	王晓英
王云霞	吴玉莲	徐　风	严　敏	杨晓秋
于灵芝	张　京	张小梅	赵　英	

总审委员会

冯　艺　傅志俭　卢振和　刘　慧　王　林

编者名单

主 编

冯 艺

副主编

李 君 刘秀芬 高蕾莉

主 审

傅志俭

编 者

（排名不分先后）

陈 玲 北京大学人民医院内分泌科
何 静 北京大学人民医院疼痛医学科
吴 静 北京大学人民医院内分泌科
张利萍 北京大学第三医院麻醉科
朱 怡 北京大学人民医院医疗美容科
子 琳 北京子琳医文化传媒有限公司
李 君 北京大学人民医院疼痛医学科
刘秀芬 北京大学第一医院麻醉疼痛科
高蕾莉 北京大学人民医院内分泌科
冯 艺 北京大学人民医院疼痛医学科

作者简介

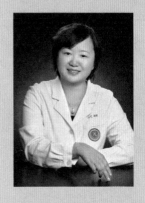

冯艺 主任医师，教授，博士生导师，北京大学人民医院疼痛医学科、麻醉科主任；社会兼职有中华医学会疼痛学分会常务委员、中华医学会麻醉学分会委员、中国医师协会麻醉学医师分会委员、中华中医药学会疼痛学分会常务委员、北京医学会麻醉学分会副主任委员、国家卫生健康委员会卫生专业技术职称资格考试麻醉学专业委员会委员、北京医师协会麻醉分会副会长。《中华麻醉学杂志》常务编委、《中国疼痛学杂志》常务编委、《临床麻醉学杂志》编委、*World Journal of Anesthesiology* 编委。主要研究方向是内脏痛及神经病理性疼痛传导通路和治疗。擅长癌痛治疗、各种急慢性疼痛治疗及各类手术麻醉。国家973

计划、国家自然科学基金、首都卫生发展科研专项、北京市自然科学基金、教育部科学技术研究项目等多个科研项目负责人。在国内外重要杂志（*Anesthesiology*，*Pain*，*Pain Physician* 等）发表论文 100 余篇，其中 SCI 论文 20 余篇。

序言

　　疼痛是一种看不见的酷刑，慢性疼痛更折磨人。疼痛是组织损伤导致感觉神经系统产生的异常信号，请不要忽略它以免铸成大祸。

　　疼痛会夺去人们的生活乐趣，更重要的是，疼痛会使精神、血压、血糖、免疫力等发生紊乱，引发或加重身体的其他疾病，医学上将疼痛反复发作或持续1个月以上归为慢性疼痛。卫生部在2007年颁布文件：要求有条件的医疗机构成立"疼痛科"，并组织和要求疼痛科的医师团队全力诊疗和研究慢性疼痛。疼痛科医师专注于为民除痛，应用多种技术治疗手段，使很多慢性疼痛得到缓解，疗效得以突破，进而使患者生活质量明显提高。

医师与病友是同一战壕的战友，疼痛是我们的共同敌人，知己知彼才能获胜。医师很想详细谈谈疼痛的防治，病友及家属们更想知道这疼痛是怎么回事、该如何治疗、如何降服疼痛恶魔。毕竟，在生命的旅程中，身体这部机器发生了故障，医师能帮您将故障清理，而在继续前行中，如何避免或少出问题，还得靠自己的维护和保养！

在中华医学会疼痛学分会和中国医师协会疼痛科医师分会的支持鼓励下，在中国女医师协会的重视和领导下，中国女医师协会疼痛专业委员会组织了女医师协会的专家和学者编写了这套"疼痛防治靠自己百问丛书"，疼痛医学泰斗韩济生院士建议书名用"解密"来描述这些疼痛，来满足社会公众对疼痛的关注度；达到世界卫生组织提出的"要求无痛是人的基本权利"的目标，落实国家《"健康中国2030"规划纲要》的战略部署。

我们为每种疼痛编写一个分册，每册一百多个问题，书中编者用通俗易懂的语言描述疼痛的原理、诊断、治疗、预防等知识，希望通过阅读本书，增强病友们战胜病痛的信心，以致更好、更快地恢复健康。我们在每本书后附上一些热心公益活动的疼痛专业委员会女医师姓名和医院地址，希望能更好地帮助病友。鉴于医学知识更新速度快，对一些问题的看法和处理也难免有所不同，如果您发现本书中未讲清楚的问题请咨询您的主治医师。

中国女医师协会疼痛专业委员会主任委员

卢振和

2019 年 9 月 20 日

前言

《解密·骨质疏松痛》历经多次修改终于和各位读者见面了。骨质疏松是老年人常见的情况，也是慢性疼痛的常见原因。撰写本书的目的是帮助大家了解骨质疏松、自我防治骨质疏松、预防骨质疏松的严重并发症。

为保障本书的专业性，我们邀请疼痛科、内分泌科、骨科、麻醉科多个相关科室的高年资医师撰写自己最擅长的领域。同时我们还邀请著名医学科普作家子琳为此书进行了修改与润色，使我们的讲述更贴近生活，更易理解。

本书适合各年龄段非医学专业人士阅读，同样适合初入医学大门的医学生阅读，期待各位读者阅读本书后能够有所收获，真正预防骨质疏松和相关并发症。

北京大学人民医院疼痛医学科

冯　艺

2019 年 10 月 1 日

目录

认 识 篇

诊　断　篇

治 疗 篇

预 防 篇

附　　录

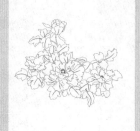

认 识 篇

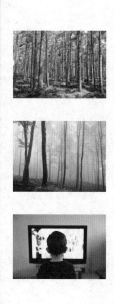

1　什么是骨质疏松症?

　　骨质疏松症最显著的特征就是骨量低下、骨微结构破坏,导致骨脆性增加、易发生骨折,因此也是一种全身性骨病。2001 年,美国国立卫生研究院就提出骨质疏松症是以骨强度下降、骨折风险性增加为特征的骨骼系统疾病。骨强度反映了骨骼的两个主要方面,即骨密度和骨质量。简单的理解就是骨头变松变脆了。骨质疏松症的新定义是"一种以骨强度下降导致骨折危险性增加的骨骼疾病。"

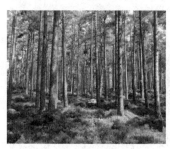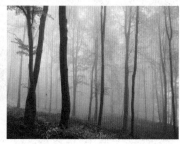

2 骨质疏松症很常见吗?

骨质疏松症主要发生在绝经女性及老年人群。根据我国五大行政区(华北、华东、中南、西南、东北)的抽样调查结果表明,在 40 岁以上人群中,骨质疏松症的患病率女性为 19.9%,男性为 11.5%;在 60 岁以上的人群中,骨质疏松症患病率:女性为 28.6%,男性为 15%,总患病率为 22.6%。据此推测,我国 60 岁以上骨质疏松症患者大约为 2900 万例。随着人类寿命的延长,骨质疏松症及其引起的骨折,严重威胁着中老年人的健康。

3 骨质疏松有哪些类型?

骨质疏松主要分为原发性骨质疏松和继发性骨质疏松。

4　什么是原发性骨质疏松？

　　其中原发性骨质疏松可以理解为生理性原因造成的。因此，原发性骨质疏松又分为绝经后骨质疏松、老年性骨质疏松和特发性骨质疏松。随着年龄增长不可避免地造成骨质疏松，老年性骨质疏松症一般发生在 70 岁以后；绝经后也是容易发生骨质疏松的阶段，绝经后骨质疏松一般发生在妇女绝经后 5～10 年内；特发性骨质疏松就是找不到原因的骨质疏松。因此，原发性骨质疏松的诊断需要首先排除其他疾病或药物导致的骨质疏松。

5　什么是继发性骨质疏松？

　　继发性骨质疏松是由影响骨骼代谢的疾病和（或）药物导致的。比如内分泌系统疾病（性腺、肾上腺、甲状旁腺、甲状腺）、类风湿关节炎、胃肠道疾病、肾脏疾病、血液系统疾病等。导致骨质疏松最常见的药物是糖皮质激素。当然，老年人和绝经后女性也可能出现继发性骨质疏松。

6 骨质疏松是怎么来的?

骨质疏松是一种多因素疾病,常见的病因有:高龄、女性绝经、体重过低、不良生活习惯(如吸烟、过度饮酒、喝咖啡过多、缺少体力活动等)、饮食营养搭配不均衡、光照少、患有某些疾病或服用某些药物。

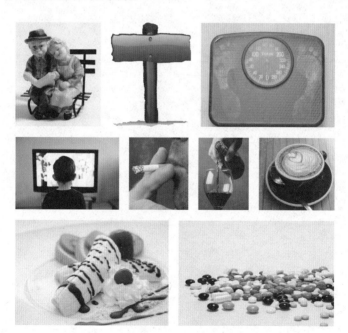

7　骨质疏松就是骨质流失吗?

　　人体骨骼生长、发育和衰老是个正常的过程，表现在骨质上就是骨量的增长、达到峰值和骨质流失。骨质流失是骨质疏松的基本特征，骨质流失的速度可以预测骨质疏松的发生，当骨质过度流失时就会导致骨质疏松的发生。

8　老年人为什么会驼背?

　　老年人是骨质疏松的高危人群,骨质疏松严重者在重力或其他外力的作用下可能出现脊柱椎体被压扁、脊柱活动受限和椎体压缩性骨折,进而导致驼背。因此,老年人应进行骨质疏松的早期筛查、诊断。

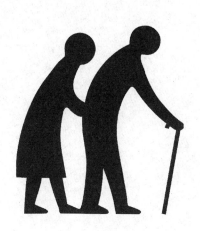

9 流失的骨质去哪了?

　　流失的骨质经过代谢后通过尿液排出，因此通过测定尿液中的骨代谢产物可以反映出骨质流失的情况。

10 经常晒太阳、多喝牛奶就能预防骨质疏松吗?

　　适当晒太阳、喝牛奶有助于骨骼的健康, 但是由于导致骨质疏松的因素很多, 因此仅仅做到这两点并不足以预防骨质疏松的发生。同时随着老龄化的发展, 骨骼的衰老是个必然过程, 因此应该定期评估骨骼健康, 从多方面入手来预防骨质疏松的发生。

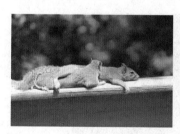 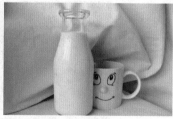

11 骨质疏松有什么危害?

骨质疏松的主要危害是发生骨折,进而增加病残率和死亡率。有调查显示:如果发生髋部骨折,1年之内死于各种并发症的人能达到20%,而存活者中约50%致残,生活不能自理,生活质量明显下降。而且骨折的治疗和护理需要投入巨大的人力和物力,费用高昂,给家庭、社会造成沉重的经济负担。

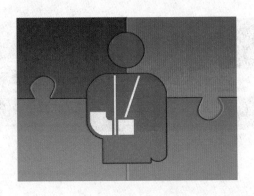

12 身体哪个部位的骨头受骨质疏松影响最大?

骨质疏松经常影响的部位有胸、腰、髋部、前臂和上臂，这些部位的骨头常因骨质疏松导致骨折。

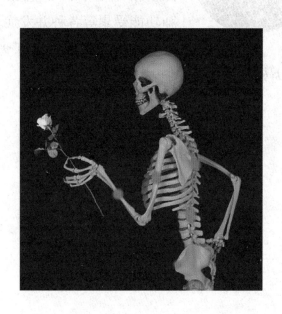

13 骨质疏松会导致死亡吗？

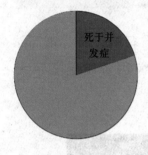

死于并发症

骨质疏松不会直接致死，但它引发的并发症有些却是致命的，比如骨折后卧床可导致深静脉血栓、肺部感染、心肺功能受累等各种并发症。调查显示：如果发生髋部骨折，1 年内死于各种并发症者达 20%。

14 钙和维生素 D 对骨质有什么作用?

钙和维生素 D 是骨骼健康的基本补充剂,二者缺一不可。钙是骨质中最重要的矿物成分,维生素 D 则可以促进钙的吸收,促进骨骼健康,改善肌肉力量,进而增加身体的稳定性,降低跌倒和骨折的风险。

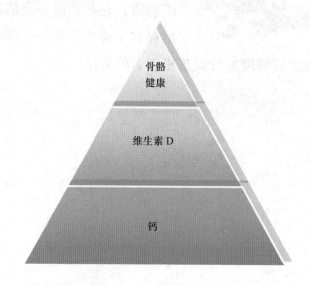

骨骼
健康

维生素 D

钙

15 还有哪些维生素和矿物质对骨质生成有重要作用？

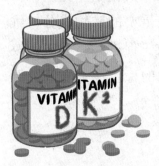

　　除了钙和维生素 D 外，还有几种维生素和矿物质对骨质生成也有重要作用。磷是骨质矿化的另一种重要的矿物质，它和钙以一定的比例存在于骨内。此外，维生素 K2 能够增加骨质疏松患者的骨量。

16　吸烟与骨质疏松有关吗?

研究表明, 吸烟是导致骨质疏松的危险因素:

(1)吸烟对骨细胞有直接毒性作用:烟草中的烟碱(俗名尼古丁)能够影响钙的吸收, 抑制骨质形成, 刺激骨质吸收。

(2)吸烟影响体内性激素水平:吸烟者血中的睾酮水平、雌激素水平均低于非吸烟者。

(3)吸烟破坏血管内皮, 影响骨骼肌肌肉组织血供。

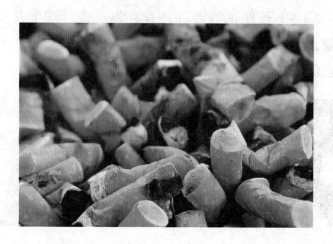

17 饮酒与骨质疏松有关吗?

适量饮酒(男性饮酒 10~40g/d,女性饮酒 10~30g/d,每周 5~6 天)能增加骨密度,绝经后女性适量饮酒可降低骨质流失的速率。

长期过量饮酒(饮酒>40g/d)是导致骨质疏松的危险因素,原因如下:

(1)酒精对骨细胞有直接的毒性作用,能够抑制骨质形成,促进骨质吸收,进而导致骨质疏松。

(2)长期过量饮酒可导致多种内分泌激素(如睾酮、皮质醇及甲状旁腺激素)分泌紊乱。

(3)长期饮酒者往往存在钙、磷、维生素及微量元素营养不良,同时运动减少、体重减低等也促进骨质疏松的发生。

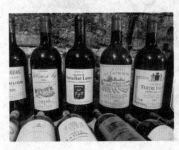
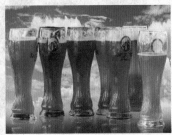

18　骨质疏松症会遗传吗？

骨质疏松症的发生与青年时期获得的峰值骨量高低及绝经后或老年时骨量丢失的速度有关，遗传因素对上述两个过程有重要影响，但在不同时期骨量受遗传因素的影响程度不同。

遗传因素对峰值骨量的获得起了重要作用，目前已经有比较明确的结论：如果母亲患骨质疏松，她的女儿峰值骨密度较正常母亲的女儿低。

一级亲属（指父母、子女或同父母的兄弟姐妹）中有髋部骨折史的人未来发生骨质疏松或骨质疏松性骨折的风险增加。

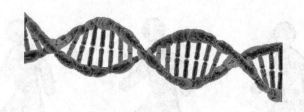

19 骨质疏松与性别有关系吗?

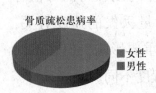

骨质疏松患病率

■女性
■男性

性别是影响骨质疏松发生的一个重要因素。任何年龄、任何地区的女性骨量都低于男性,因此骨质疏松的发病率也是女性高于男性。

20 骨质疏松与种族有关系吗?

骨质疏松与种族有关。骨质疏松的发病率白种人最高,黄种人次之,黑种人最低。

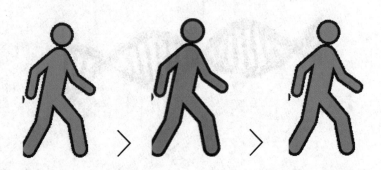

21 骨质疏松与年龄有关系吗?

骨质疏松与年龄有着密切关系。中国人骨量变化的生理规律可以归纳为以下六期:一是骨量增长期(出生至 20 岁),此期随着年龄的增长,骨量持续增加,男性骨量增加的速率大于女性;二是骨量缓慢增长期(20~30 岁),此期骨量仍在缓慢增加,男性与女性骨量的差距逐渐加大;三是骨量峰值相对稳定期(30~40 岁),骨量达

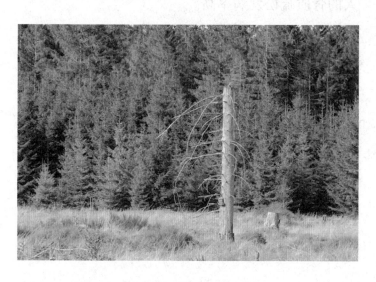

到高峰，此期持续 5～10 年；四是骨量丢失前期，这一期男女的年龄范围不同，女性为 40～49 岁，男性为 40～64 岁，最早的可发生在 35 岁左右，女性在绝经前期骨量呈轻微丢失过程；五是骨量快速丢失期，此期主要见于绝经后的妇女，其骨质流失的速率明显加快，此期持续 5～10 年，男性不存在快速骨量丢失期；六是骨量缓慢丢失期，此期主要见于 65 岁以上的绝经后妇女。从这些规律也不难看出，骨质疏松与年龄有关，因此老年人的骨质疏松发病率高。

22　年轻人会得骨质疏松吗？

虽然骨质疏松症通常被认为是老年病，但如果年轻人存在以下几种情况也容易患骨质疏松：

（1）患慢性肾脏病、消化系统疾病（如肝硬化、慢性胰腺功能不全、胆管瘘、胃肠部分切除术后等）或长期服用糖皮质激素。

（2）很少接受日光照射：光照促进皮肤维生素 D 的合成，从而利于钙的吸收。

（3）过度节食减肥的素食者：素食者存在蛋白质及钙摄入不足，在体重减轻的同时，由脂肪转换成的雌激素减少，导致骨吸收增加。

（4）不良生活习惯：长期摄入咖啡、碳酸类饮料以及长期吸烟、大量饮酒等。

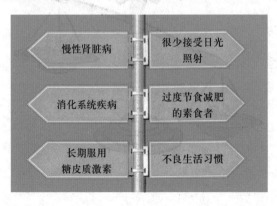

23 为什么更年期女性容易得骨质疏松?

　　骨吸收和骨形成的平衡是保证骨骼健康的基础,雌激素对于骨骼代谢具有重要影响,这种影响主要是通过雌激素与破骨细胞的结合,从而抑制骨质吸收来实现。围绝经期女性(从 45 岁左右开始至停经后 12 个月内的时期),她们体内的雌激素水平会骤然下降,对骨吸收的抑制作用减弱,骨吸收增强,从而导致骨吸收和骨形成的平衡被打破,使骨量减少甚至出现骨质疏松。

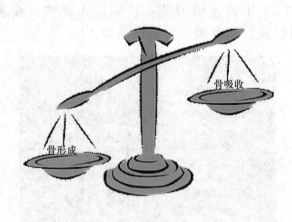

骨吸收

骨形成

24　素食者更容易骨质疏松吗?

关于素食膳食对骨密度的影响目前结论并不一致，但普遍认为以素食为主的膳食方式可使骨密度下降，可能原因如下：

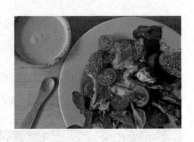

（1）植物类食物中蛋白质的质量较差，必需氨基酸的组成不完全或量不足。必需氨基酸是啥？蛋白质是由若干个氨基酸排列形成的，其有 8 种氨基酸是人体自己合成不了或合成的数量不够，必须依靠饮食途径从外界摄取，但它们对身体的作用又是非常重要的，所以称为必需氨基酸。

（2）素食膳食者容易存在钙以及维生素 D 的缺乏。而蛋白质、钙和维生素 D 的摄入量与骨质疏松及骨折的关系密切，因此推测素食者更容易出现骨密度下降和骨质疏松。

25 哪些药物会影响骨质生长？

　　影响骨质生长的药物很多，常见的有以下几种：糖皮质激素、噻唑烷二酮类药物（一种抗糖尿病药物）、巴比妥（一种抗癫痫药）、肝素（一种抗凝药）、过量的甲状腺激素等。

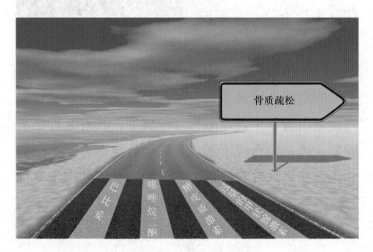

26 为什么长期大量使用糖皮质激素容易导致骨质疏松?

任何剂量的糖皮质激素（俗称激素）均可加速骨量流失和增加骨折风险，糖皮质激素治疗初始的 3 个月内骨密度下降迅速，6 个月时达到最低值。

糖皮质激素导致骨质疏松的机制如下：①糖皮质激素增加尿钙排泄，钙就都随着尿排出去了，从而减少了肠道对钙的吸收。②糖皮质激素刺激甲状旁腺激素的合成与释放，促进骨吸收。③糖皮质激素抑制骨形成。

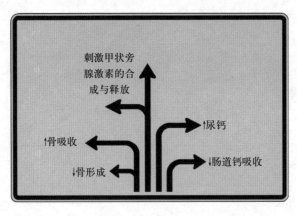

27　哪些疾病容易导致骨质疏松？

很多内分泌代谢疾病（如糖尿病、库欣综合征、甲状腺功能亢进、性腺功能减退、原发性甲状旁腺功能亢进症）、结缔组织病（如类风湿关节炎、系统性红斑狼疮、强直性脊柱炎）、胃肠疾病（如胃肠大部切除术、慢性胰腺或肝脏疾病）、血液系统疾病（如白血病、淋巴瘤、多发性骨髓瘤）等都可以引起骨质疏松，属于继发性骨质疏松。

28 激素在骨生成中起什么作用?

甲状旁腺产生的甲状旁腺激素可以刺激骨吸收，因此甲状旁腺功能亢进的患者可出现骨量减少或继发性骨质疏松；胰岛素可以显著增加骨基质的合成和软骨的形成，是一种调节正常骨骼生长的全身激素，因此胰岛素缺乏的 1 型糖尿病患者可出现骨质疏松；糖皮质激素是对骨质具有重要影响的一种激素，它对骨骼重建的长期作用是抑制骨形成、增加破骨细胞的活性，因此长期大量使用糖皮质激素的患者可出现继发性骨质疏松；雌激素和雄激素对于骨骼的成熟和防止骨量丢失具有重要作用；甲状腺激素可以刺激骨吸收，因此有些甲状腺功能亢进的患者可出现骨质疏松。

诊 断 篇

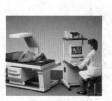

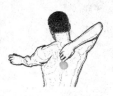

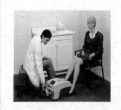

29　骨质疏松的危险因素有哪些？

骨质疏松的危险因素包括以下几种：年龄、性别、种族、饮食、体重、家族史、疾病史及药物等。

（1）年龄：在骨密度达到峰值后（一般 30 岁左右），骨量就开始随年龄的增长而逐渐下降，这是一个自然过程，绝经妇女及 65 岁以上者为骨质疏松的高危人群。

（2）性别：女性的患者数是男性的 4 倍多。50 岁以上的女性患骨质疏松的危险性大大增加。

（3）种族：白种人和黄种人患骨质疏松的风险高于黑种人。

（4）营养缺乏、低钙饮食。

（5）体重：娇小、瘦弱的女性患骨质疏松的危险性较其他人群高；同理，体型小的男性较体型大的男性患骨质疏松的机会更大。

（6）家族史：母系有骨质疏松症，子女易患骨质疏松。

（7）疾病史：肾功能不全、类风湿关节炎、严重肝病及消化吸收障碍者易患骨质疏松。

（8）药物：如长期使用糖皮质激素（如泼尼松等）会增加患骨质疏松的机会。

（9）女性过早闭经或卵巢切除致雌激素水平下降者。

（10）失重：如宇航员。

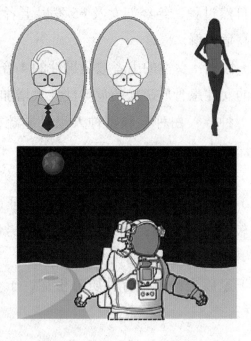

30 哪些人容易得骨质疏松?

除 40 岁以上女性、50 岁以上男性为骨质疏松症的常见高危人群外，下列人群无论多大年龄都容易得骨质疏松：

（1）绝经的女性。

（2）父母患骨质疏松症并有骨折史的子女。

（3）常年大量吸烟、饮酒、喝咖啡和碳酸饮料者。

（4）很少运动、很少晒太阳的脑力劳动者。

（5）消瘦、偏食或者过度节食者。

（6）糖尿病、甲状腺功能亢进等内分泌疾病患者。

（7）胃肠疾病、血液病、慢性肾功能不全患者。

（8）器官移植术后患者。

（9）长期使用糖皮质激素、免疫抑制剂、化疗药等药物的患者。

31 骨质疏松有什么表现？

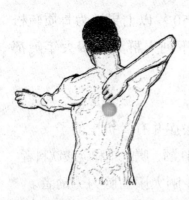

骨质疏松的典型表现有疼痛、脊柱变形和发生脆性骨折。患者可出现腰背疼痛或周身骨骼疼痛，负重时疼痛加重或活动受限，严重时患者出现翻身、起坐及行走困难。老年人腰痛或全身多处疼痛时应注意是否有骨质疏松。有些患者由于骨质疏松后脊柱的骨骼被压缩变形，导致身高变矮和驼背。骨质疏松性骨折的常见部位是胸椎、腰椎、髋部和前臂。但值得注意的是许多患者在骨质疏松早期常无明显症状，往往在骨折发生后检查时才发现有骨质疏松。

32　骨质疏松的疼痛表现有哪些?

骨质疏松的疼痛以腰背疼痛最常见。可表现为腰背疼痛或周身骨骼疼痛,严重时翻身、起坐及行走都有困难。初起时腰背部疼痛只在活动时出现,稍微休息即可缓解。随着时间的推移,骨质疏松程度加重,出现持续的腰背部疼痛,有时还伴有多处骨关节痛、软组织抽搐痛或神经放射性痛。如果长时间保持某一姿势不变(如久站、久坐等),可使疼痛加重。在用力或持重物时可诱发疼痛加重。疼痛往往为游走性的,位置不固定,这也是骨质疏松疼痛的一个特点。

骨质疏松症患者中约 67% 为腰背疼痛,约 9% 为腰背疼痛伴四肢放射性疼痛,约 10% 腰背疼痛伴带状痛,约 4% 腰背疼痛伴麻木感,还有一些人不仅腰背疼痛,而且伴有四肢麻木和屈伸腰背时出现肋间神经痛和无力感。

33 体重过度减轻是否意味着骨质疏松?

体重过度减轻者容易得骨质疏松，原因如下：

（1）机械负荷因素对骨代谢有重要影响，即体重大的患者承受的负荷大，骨骼负重直接转化为机械应力作用于成骨细胞和破骨细胞，刺激骨形成、抑制骨吸收，从而提高骨强度和骨矿物质含量。

（2）体重过度减轻者体内脂肪含量减少，由脂肪转化而来的雌激素减少，而雌激素能够抑制破骨细胞，影响骨的吸收。

因此，由于骨骼接受的机械负荷减小、雌激素减少等多种原因，体重过度减轻者容易出现骨量减少，甚至骨质疏松。

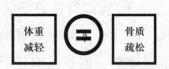

34 什么时候应该做骨质疏松的筛查?

高龄、绝经期女性、父母中任何一方曾诊断为骨质疏松症、曾有轻微撞击或跌倒后骨折、身材瘦小体重过轻、过量饮酒、常年喝咖啡及碳酸饮料、每天的吸烟量大于20支、长期缺乏运动、服用糖皮质激素超过3个月、由于腹腔疾病等原因经常腹泻,这些都是骨质疏松的危险因素,均应该做骨质疏松的筛查。

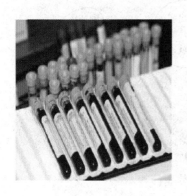
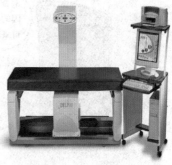

35　出现哪些情况要及时去医院看病?

　　如果出现以下情况：受轻微撞击或跌倒后骨折、腰背痛、身高变矮大于 3cm、女性在 45 岁前绝经，男性有心烦、性欲减低等雄激素缺乏的症状时，X 线摄片已经发现骨质疏松，有髋部、脊柱或腕部骨折时都应该去看医师，做骨质疏松的相应检查。

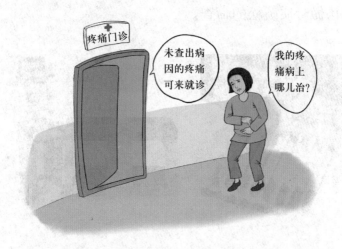

36 骨质疏松有哪些检查方法?

骨密度检查是诊断骨质疏松最重要的方法,由于所使用的仪器和方法不同,检测部位也有所区别,如单光子骨密度仪检测尺骨骨密度,超声骨密度仪检测桡骨及跟骨骨密度。上述方法主要用于骨质疏松的筛查。双能 X 线骨密度测量仪可测量腰椎及髋部的骨密度,是目前公认的检测骨密度的金标准,用于骨质疏松的早期诊断和治疗监测。

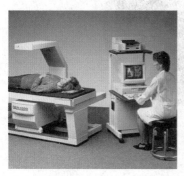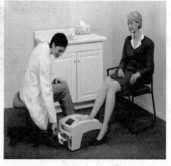

图示左侧为双能 X 线骨密度测量仪,右侧为超声骨密度仪

37 骨密度检查有辐射吗?

　　双能 X 线骨密度测量仪做一次骨密度检测所受到的辐射量仅仅是照一次胸片量的 1/10，与一个人一周在自然界所受的辐射量相等，其辐射量是非常低的。

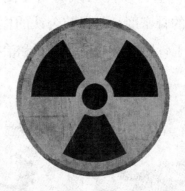

38　骨质疏松检查的一般程序是什么？

先用双能X线骨密度测量仪进行骨量测定，若骨量低下需考虑骨质疏松，并排除引起骨量低下的其他骨病（如骨软化、佝偻病、遗传性成骨不全）。如果能除外其他骨病，就可以明确诊断为骨质疏松。同时进行肝肾功能、血钙磷、碱性磷酸酶、骨骼X线片、甲状腺功能、甲状腺旁腺激素等检查，如果均正常则可以排除继发性骨质疏松，诊断为原发性骨质疏松。

39　骨的Ｘ线检查是否能显示骨质疏松？

　　Ｘ线摄片能发现骨质疏松，但敏感性和准确性低，骨量减少≥30%时，骨Ｘ线检查才能显示骨质疏松，因此不能作为早期发现骨质疏松的检测方法。

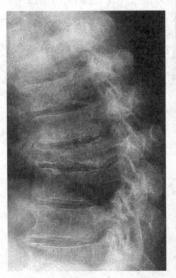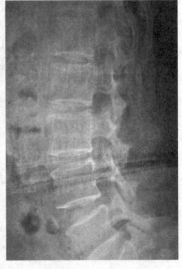

图示左图为骨质疏松，右图为正常椎骨

40 BMD 是什么?

BMD 指用双能 X 线骨密度测量仪测定骨的单位面积内骨矿物质的含量(骨密度),以克/平方厘米表示。BMD 是衡量骨密度的重要方法,可以通俗地理解为用拍片的方法测量"骨头里面的钙含量"。

41 T 值(T-score)、Z 值(Z-score)分别代表什么?

将双能 X 线骨密度测量仪测得的骨密度值与同种族、同地区、同性别青年人的峰值骨量的均值比较得出 T 值,T 值用于表示绝经后妇女和大于 50 岁男性的骨密度水平。T 值是医师确诊骨质疏松的重要依据。将双能 X 线骨密度测量仪测得的骨密度值与同种族、同性别、同龄人的骨密度均值比较得出 Z 值。对于儿童、绝经前妇女及小于 50 岁的男性,其骨密度水平用 Z 值表示。

42 哪些检查结果可以明确诊断骨质疏松？

双能 X 线骨密度测量仪测得的 T 值可以明确诊断骨质疏松，$T>-1.0$ 为正常骨量，T 值介于 $-1.0\sim-2.5$ 之间为骨量减少，$T<-2.5$ 为骨质疏松。

43 骨质疏松的检查结果有效期是多久？多长时间需要复查？

骨质流失量会逐年变化，一般每年需使用双能 X 线骨密度测量仪复查骨密度。

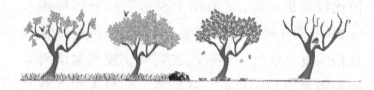

44 若提示骨质疏松或骨质流失，何时需要复查？

如果双能 X 线骨密度测量仪检查提示骨质疏松或骨质流失，如果不适症状没有得到缓解，一般建议需每年复查。对于正在进行抗骨质疏松治疗的患者，每年复查中轴骨骨密度的变化，还有助于评价药物的疗效。

45 如果髋骨有骨质疏松，那么是否意味着其他骨质也存在问题？

导致骨质疏松的因素影响的是全身的骨骼系统，因此若检查提示髋部存在骨质疏松，那么其他骨质也会存在问题。

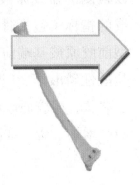

46 骨密度检查能预测骨折发生的可能性吗?

骨密度检查可以提示骨折发生的可能性。因为骨折的危险度取决于骨的强度和骨的应力,而前者更为重要。骨密度可反映骨的强度,因此国际众多学者已确认骨密度检查可有效预测骨折风险。

47 血或尿液的检查可以提示骨质流失吗?

血或尿液的检查可以提示骨质流失。目前可以检测的血或尿液的骨转换生化指标有反映骨形成的指标(包括骨特异性碱性磷酸酶、骨钙素、I型前胶原羧基端前肽)、骨吸收指标(如抗酒石酸盐酸性磷酸酶、I型胶原交联N末端肽、I型胶原C端肽、尿胶原吡啶交联)。如果以上指标提示骨吸收增加、骨形成减少,则提示骨质流失。

治疗篇

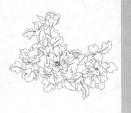

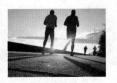

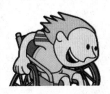

48　诊断骨质疏松后，接下来应该怎样做?

　　积极采取各种措施防止骨质流失，预防骨折发生是治疗的主要目标。骨质疏松的成功治疗包括以下方面：

　　（1）疼痛的治疗。

　　（2）启动体育运动和锻炼，比如散步、慢跑、打太极拳，根据自己的身体情况量力而行。

　　（3）预防摔倒。

　　（4）宜于骨骼健康的生活方式，运动尽量在

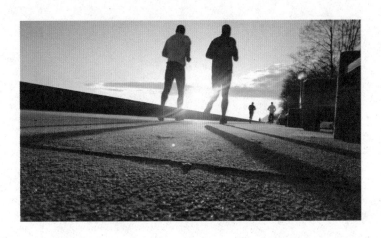

室外完成，因为这样可以晒到太阳。另外，吃一些含钙量丰富的食物，比如牛奶等。

（5）关注骨骼营养。

（6）维生素 D 和钙剂的补充。

（7）激素替代疗法（短期应用）。

（8）降低骨破坏和促进骨形成疗法。

49 骨质疏松需要治疗多久?

对于确诊骨质疏松的患者,骨健康基本补充剂(钙和维生素 D)需要长期服用。定期到医院检查血钙及尿钙。骨质疏松联合治疗方案,大多以骨密度变化为标准。治疗过程中,每 6~12 个月系统地观察中轴骨骨密度的变化,有助于评价药物的疗效。骨转换生化标志物在药物治疗后1~6 个月发生明显变化,通过测量其变化情况,可了解骨吸收抑制剂和骨形成促进剂的作用效果。一般来说,降钙素类每年连续应用不超过 3 个月,口服双膦酸盐药物阿仑膦酸钠片有连续应用 10 年的报道,其他药物根据具体检查结果,在医师指导下应用。

50 如果没有任何不舒服，只是骨质流失，需要用药物治疗吗？

骨质流失又称骨量减少，其定义为骨密度测定值 T 值为 $-1.0 \sim -2.5$。已经证实低骨量是骨折风险的重要预测因素。因此，无论有无与骨质疏松相关的不适症状出现，只要属于易患人群即应开始积极补充钙剂。当然，补充钙剂的途径很多，药物仅仅是最后的手段。近些年医学界提倡通过"十步法"的自我防护办法尤其适用于尚未达到骨质疏松症的人群。主要预防环节包括：

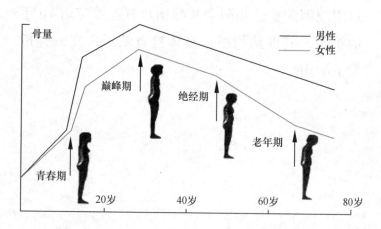

（1）要有富钙饮食。

（2）保证维生素的摄入充足。

（3）日常生活中正确保护脊柱。

（4）规律的体育活动。

（5）戒烟。

（6）努力达到理想体重。

51 锻炼对于骨质疏松的治疗有意义吗？为什么？

　　规律的体育活动是保持骨骼强壮的最佳方法。因此，锻炼对于骨质疏松的治疗非常有意义。负重锻炼可以减慢因活动量减少导致的骨丢失，锻炼对神经肌肉的功能、运动性、协调性和平衡性都十分有利，锻炼可以减少跌倒的风险，而跌倒是骨质疏松患者最危险的事件，可以造成骨折。

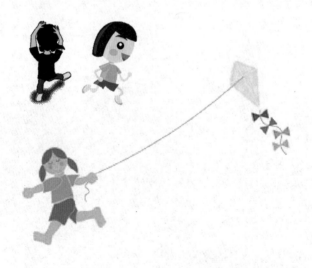

52 哪些运动有益于骨质疏松患者？这些运动的频率大概是多少？

锻炼的类型应根据患者身体状况而定。例如，负重运动，如爬山、爬楼梯、步行、跑步和跳跃对强化骨骼是最有效的。但是为了保证运动锻炼的可持续性，应该选择个人最易接受的类型，每天坚持半小时或至少每星期几次。对已有骨质疏松症的患者来说，过度负重锻炼或活动过度可能会导致骨折，建议选择包含尽可能多肌肉群的运动或活动，但要避免造成身体的不适和疼痛，如跳舞、改良网球、成年人体操或水上有氧运动。

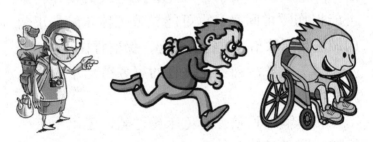

53 哪些运动或姿势对骨质疏松有害？

由于人体的椎骨和髋骨大部分由骨松质构成，同时这些部位又承受着巨大的重力，当骨密度（BMD）检测显示有骨质疏松时，应当特别注意调整日常生活姿态，确保脊柱和髋关节的安全。具体注意细节包括：

（1）直立式活动：要根据工作者的身高调整工作台面，避免长时间低头、弯腰。

（2）坐位式活动：调整座椅确保椅背能对脊柱提供支撑，防止脊柱长时间弯曲。同时注意避免长时间处于坐姿，建议一小时活动10分钟。

（3）负重和提物：避免直腿弯腰的动作。这可能损伤腰椎间盘，也可能导致椎体压缩。正确的做法是屈膝抬起重物后站起，保证脊柱直立。

（4）家务活动：在每日的家务劳动中应避免脊柱弯曲或扭转。

（5）躺卧睡觉：避免床褥过软，建议用有硬框架的弹性床褥。枕头不宜过高，只对头颈起到支撑作用的高度即可。

54 治疗骨质疏松的药物有哪几类?

对有骨质疏松症高风险的绝经后妇女、以维持骨量及减少骨折风险为目的的老年人,应该提倡药物预防。目前被美国食品药品监督管理局(FDA)推荐用于骨质疏松易患人群的药物包括:

(1)钙剂和维生素 D。

(2)双膦酸盐类。

(3)降钙素。

(4)雌激素(仅针对绝经后妇女)。

(5)甲状旁腺激素家族类。

(6)骨质疏松的疼痛处理——非甾体类抗炎药。

防治骨质疏松的主要药物

药物种类	药品名称
骨吸收抑制剂	雌激素、选择性雌激素受体调节剂、降钙素、双膦酸盐
骨形成刺激剂	氟制剂、甲状旁腺素及其类似物
多重作用药物	钙、维生素 D、锶盐、维生素 K、中药等

55 单独吃一种药物好还是服用多种药物好?

由于影响骨质疏松发生的因素很多，有生理性改变，如更年期、老年退行性变；也有病理性改变，如代谢性疾病、骨折、活动受限等。因此应该考虑到每个个体的具体情况制定用药方案。一般来讲，针对中年人骨量流失，单独钙剂复合维生素 D 即可；绝经后的妇女，除补充钙剂和维生素 D 外还需要增加雌激素的替代治疗；老年骨质疏松症患者的治疗还需要再加入抗骨吸收药和促骨形成药。建议在专业人士的指导下用药。

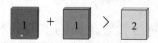

56 骨质疏松的人一天需要补充多少钙?

中国营养学会推荐，50岁以上的人群，无论男性和女性，每日钙摄入量为1000mg。但是老年人对钙的消耗量，不同人群的差别很大，推荐60～65岁的老年妇女和老年男性每日钙摄入量为1000～1500mg。理想的钙的资源来自乳制品（牛奶、酸奶和奶酪）、谷物、饼干、坚果和果汁。当对食物性钙摄入欠佳时，应该考虑通过规律服用钙片来增加钙的补充。每次补充钙剂在600mg左右，确保能够充分吸收。

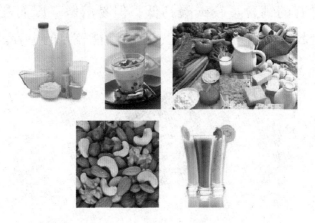

57 不同种类的钙剂有区别吗?

服用钙片是机体获取钙的最直接方法。当前能从市场购买到的钙剂种类很多，补钙的效果也有差别。提纯的碳酸钙是最便宜的钙剂，含有钙量最高。但碳酸钙吸收需要足够的胃酸来溶解，胃酸分泌较少的老年人服用碳酸钙较易出现胃部不适，其抗酸作用可致便秘。长期使用可能导致"胃酸分泌过多反弹"及胃激惹症状。

螯合钙是与某种有机酸结合的钙，包括枸橼酸钙、果酸钙、乳酸钙和葡萄糖酸钙等。螯合钙含有的钙含量较碳酸钙低，但易溶解，因而利于吸收，适用于胃酸缺乏、消化功能较差的患者。

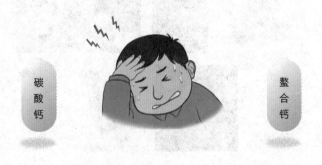

碳酸钙　　　　　　　　　　　螯合钙

58 哪些食物补钙效果最佳？

对钙的补充除了通过钙剂以外还可以通过"益骨"的食物获得。公认含钙量最丰富的食物包括：

（1）牛奶和奶制品富含钙质，尤其是低脂牛奶和奶酪。奶酪越硬，钙含量越高。软奶酪也富含钙质，特别推荐低脂软奶酪。

（2）新鲜绿色蔬菜、水果和小麦产品也是钙的重要来源。但是只有正确食用才能获得最佳的补钙效果。例如，提倡食用全麦面食，而白面包由于添加糖、盐、磷酸盐、脂肪和蛋白质会大大降低钙的吸收。正确烹调西兰花、菠菜、甘蓝等富含钙的蔬菜，防止蔬菜中草酸对钙吸收的影响。

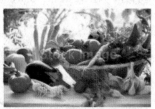

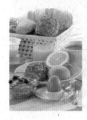
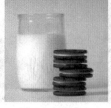
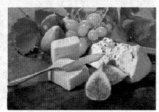

59 成人什么时候需要开始补钙？

骨骼的发育受到先天（基因、胚胎）和后天多种因素的影响。正常生理过程中，骨骼在25～30岁获得最大骨密度，即达到"骨密度峰值"；从30岁后开始，骨骼的发育出现负平衡（即破骨＞成骨），另外还有诸多病理性机制促进骨量丢失（骨质疏松），例如营养和生活方式、绝经和女性雌激素减少、老年和男性睾酮不足等。因此很难用一个时间点来指导一类人群。具体到正常成年人补钙的时间，建议女性为40岁左右、男性为60岁左右。

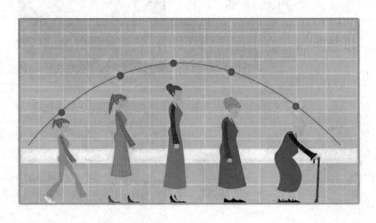

60 一天中的什么时间服用钙片最容易吸收?

一天中补钙的最佳时间:睡前或餐后 1 小时。

睡前补钙:夜间骨骼对钙的吸收最旺盛,因此在临睡前补充钙,能为夜间的钙代谢提供充足的原料,增加血液中钙的浓度。

白天补钙:在进餐时补钙,食物中的草酸会影响人体对钙的吸收,所以白天补钙的最佳时间是餐后 1 小时左右。

最不宜补钙的时间:空腹。口服的钙,需要在胃酸的作用下解离成钙离子。没有胃酸的分解消化,钙就不能很好地被机体吸收利用。同时胃酸对碱性强的钙剂有一定的中和作用,可以减轻对胃黏膜的刺激。空腹时胃酸分泌少,所以不宜补钙。

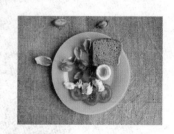

61 如果患有乳糖不耐受，经常食用什么食物可以有效补充钙？

牛奶是最佳补钙来源之一，但是有些人喝了牛奶后容易出现腹胀、腹泻，甚至腹痛等。这种现象称为乳糖不耐受。

针对这类人群可以有效补充钙的食物包括：

特殊加工的乳类制品如低乳糖乳制品、添加乳糖酶的乳制品等；发酵乳（例如酸奶）代替鲜奶。

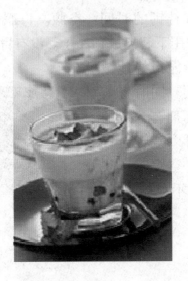

62 哪些人补钙需慎重?

高血压、冠心病等心血管疾病患者可能正在服用钙拮抗剂,因此应在专科医师指导下合理补钙。此外,正在服用甲状腺激素、四环素、皮质类固醇等激素类药物的患者,补钙时要先向医师咨询,因为钙剂与这类药物可能会相互作用,对人体产生不利影响或影响药物疗效。

特别需要强调的是,肾功能不全者及过敏体质者慎用钙剂,高钙血症、高尿酸血症、含钙肾结石或有肾结石病史者禁用。

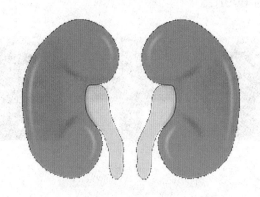

63　补钙同时需要补充维生素 D 吗?

　　钙是人体中含量最多的矿物元素，其体内含量的 99% 存在于骨骼中。毫无疑问，钙是预防和治疗骨质疏松的关键因素。但是钙在体内的吸收、代谢必须要有维生素 D 的参与。维生素 D 在日照和紫外线的影响下从皮肤中合成。在老年人群中，由于日照量的减少，皮肤维生素 D 的生成减少，需要口服加以补充。推荐 50 岁以下成人每日摄入 200 国际单位（IU）维生素 D，50～70 岁的成人每日需摄入 400IU 维生素 D，70 岁以上成人应摄入量为 600IU。

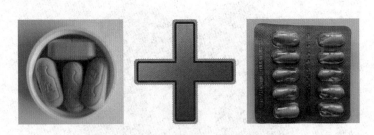

64 维生素 D 和活性维生素 D 有什么不同?

人体内维生素 D 的来源有两种,外源性维生素 D 主要通过食物消化吸收后获得;内源性维生素 D 是人体维生素 D 的主要来源。上述两种来源的维生素 D 均要经血液转运到肝脏,在肝细胞线粒体内的 25- 羟化酶作用下将维生素 D 转化为 25- 羟基维生素 D_3(25-OH-D_3),25-OH-D_3 没有生物活性,其主要功能是储存和运输。25-OH-D_3 经血液运送至肾脏,在肾脏的 25- 羟基维生素羟化酶和 24- 羟化酶作用下分别转化为 1,25-(OH)$_2$-D_3 和 24,25-(OH)2-D_3,其中 1,25-(OH)$_2$-D_3 是生物活性最强的维生素 D 代谢物,习惯地被称为活性维生素 D,在体内发挥着重要作用,也就是说活性维生素 D 是维生素 D 在人体内的活性代谢物之一。

65　应当补充维生素 D 还是活性维生素 D？

很久以前人们就已经认识到维生素 D 对饮食中钙的吸收很重要。维生素 D 对骨质疏松症的治疗作用归纳起来包括：

（1）增加肠钙吸收。

（2）促进骨代谢。

（3）刺激骨形成。

（4）抑制甲状旁腺素（PTH）分泌。

（5）刺激细胞分化。

（6）调节免疫反应。

而上述所有作用均需要活化维生素 D，即 $1,25\text{-}(OH)_2\text{-}D_3$ 来完成。值得强调的是，由于骨质疏松治疗用药时间长，如果大量服用无活性维

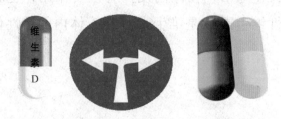

生素D，造成体内蓄积，可导致肠道排钙系统功能障碍而引起维生素D中毒，主要表现为高钙血症及高尿钙。建议骨质疏松症患者尽量服用活性维生素D，并应定期检查尿钙和血钙浓度。

66 叶酸对于治疗骨质疏松有什么意义?

叶酸属于 B 族维生素,它除了具有人们熟悉的治疗巨幼红细胞性贫血作用外,近年来在参与同型半胱氨酸代谢、保护心脑血管及降低绝经妇女骨质疏松危险性方面也引起人们的极大关注。

研究证明,在绝经后妇女人群检测到血清同型半胱氨酸水平明显增高,而此变化与骨密度降低之间有相关性,提示同型半胱氨酸升高是绝经后妇女骨质疏松的潜在危险因素。人体骨组织通过破骨-成骨(骨转换)的活动完成自我更新和重建,保持骨量稳定。妇女绝经后雌激素不足可引发每次转换中破骨多于成骨,骨代谢出现明显负平衡。叶酸可通过改善由于雌激素低下引发的同型半胱氨酸升高,拮抗氧化应激状态,纠正体内成骨细胞与破骨细胞的偶联失平衡,达到预防骨质疏松的作用。叶酸受到关注的另一个原因是期待其能代替雌激素在绝经妇女骨质疏松症治疗中的地位,从而避免雌激素引发的相关副作用。

67 除了钙剂，还有哪些食物能够预防和治疗骨质疏松？

（1）矿泉水：当水富含钙质时有利于形成正钙平衡。但是每种矿泉水中钙含量差别很大，范围在10～50mg/L，购买前注意观察瓶子标签上的标注。

（2）果汁：尤其是强化加钙的果汁，特别适用于对牛奶或奶制品过敏的患者。另外，果汁中的维生素 D 可将钙的吸收从 30% 增加到 40%。

（3）豆类、坚果及连骨鱼肉罐头：在钙吸收和利用期间还必须有多种矿物质参与，包括镁、硼、铜、锰、锌、硅、锶、氟和磷。豆类、坚果富含微量元素，沙丁鱼、鲑鱼罐头可以提供磷、镁、锌、氟。镁对骨骼健康尤其重要，主要功能包括激活成骨细胞、增加矿化度、激活维生素 D 和促进钙在骨骼的转运利用。

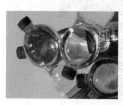
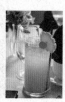
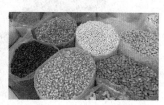

68 双膦酸盐类治疗骨质疏松的原理是什么？双膦酸盐类常见药物有哪些？

治疗骨骼疾病的新时代始于 30 年前双膦酸盐的临床应用。双膦酸盐为一种合成化合物。它的作用是通过沉积于骨表面，抑制破骨细胞从而抑制骨吸收。研究证明，双膦酸盐对骨表面的某些结构具有高亲和力。多数由胃肠道吸收的双膦酸盐在数小时内就沉积在骨上。沉积在骨表面的双膦酸盐于数周或数月之后被建构入骨，并可保持很多年。

含氮双膦酸盐是目前可用的最有效的治疗骨质疏松的药物。男女老幼，原发性或继发性骨质疏松患者均可使用。目前被批准应用的双膦酸盐包括口服制剂和静脉制剂。

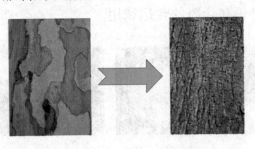

69 口服双膦酸盐类有哪些常见不良反应？口服双膦酸盐类有什么注意事项？

口服双膦酸盐类最常见的不良反应为上消化道不良反应，从非特异性的消化不良到糜烂性食管炎均可发生。表现为恶心、消化不良、呕吐、胃痛、腹泻甚至溃疡等。因此口服药物后，应尽可能减少其在食管内停留的时间，如要求"服药后多行走，体位直立30～60分钟，避免平躺"等。此外，还要在服药期间保持多喝水的习惯。采用较低的给药频率，如每周给药一次。

其次，口服双膦酸盐类存在肾脏损害的可能性，对肾功能不全的患者，建议不用双膦酸盐类药物。

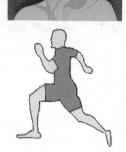

极少数患者发生下颌骨坏死。美国口腔颌面外科学会建议，在双膦酸盐治疗之前接受口腔科检查。

70 降钙素治疗骨质疏松的原理是什么? 降钙素鼻喷剂与注射剂相比有什么优缺点?

降钙素是治疗骨质疏松的有效药物, 其主要作用是抑制破骨细胞的活性, 减少骨骼中钙的流失, 从而增加骨骼内的无机盐含量, 同时促使血液中的钙离子向骨骼转移, 达到降低血液中钙浓度的作用。对于老年性骨质疏松长期卧床者, 使用降钙素可以减轻疼痛, 缩短卧床时间, 减少因卧床而产生的并发症。

降钙素鼻喷剂与注射剂相比使用方便, 患者依从性好, 全身副作用更少。但使用降钙素喷鼻剂的慢性鼻炎患者应定期做检查, 因为鼻黏膜炎症时, 可以增加药物的吸收。

71 哪些人不能用降钙素？

常用的外源性降钙素有鳗鱼降钙素和鲑鱼降钙素，其作用较哺乳类动物自身的降钙素强且持续时间较长。降钙素具有降低血清钙的作用，还可抑制骨的吸收，减少骨钙向血液游离，降低血清钙浓度。此外可抑制骨吸收促进因子引起的骨钙游离。

以下情况禁用降钙素：对降钙素过敏的患者；骨质疏松伴低血钙患者；孕妇、哺乳期妇女及儿童（14岁以下）。

注射鲑鱼降钙素使用注意事项：①临床上注射鲑鱼降钙素使用前必须进行皮肤试验。②长期卧床治疗的患者，每日需检查血液生化指标和肾功能。③治疗过程中如出现耳鸣、眩晕、哮喘应停用。④变形性骨炎及有骨折史的慢性疾病患者，应根据血清碱性磷酸酶及尿羟脯氨酸排出量决定停药或继续治疗。

72 更年期补充雌激素类药物能防止骨质流失吗？

雌激素参与女性骨骼的形成，促进钙在骨骼中的沉淀，使骨密度升高。女性绝经后雌激素分泌减少，可导致逆向改变，使骨骼中的钙逐渐流失，导致骨质疏松。女性绝经后应阻止钙质的流失。在补充雌激素前，一定要到医院检查身体，并在医师指导下根据个体情况选择最佳治疗方案。

73 雌激素类药物治疗有什么风险吗?

美国女性健康促进会（WHI）于 1997 年进行了一项临床调查研究，在近 17 万年龄在 50～79 岁的美国女性志愿者中调查心脏病、乳腺癌、结肠癌、骨质疏松的病因。经过长达 5 年多的跟踪测试后发现：服用激素可以减少髋骨骨折和患结肠癌的危险，但同时服用雌激素和孕激素的妇女患乳腺癌、心脏病、卒中、血栓的危险比只服用安慰剂的人高出很多。

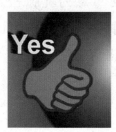
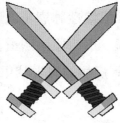
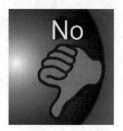

74 什么时候可以开始用雌激素类药物治疗骨质疏松?

雌激素类药物能抑制骨转换,阻止骨丢失,降低骨质疏松性骨折的风险,是防治绝经后骨质疏松的有效措施。适用于 60 岁以前的围绝经和绝经后妇女,特别是有绝经期症状(如潮热、出汗等)及有泌尿生殖道萎缩症状的妇女。

但要严格掌握实施激素治疗的适应证和禁忌证。绝经早期开始用(60 岁以前),使用最低有效剂量,每年定期进行安全性检测(重点为乳腺和子宫)。有雌激素依赖性肿瘤(乳腺癌、子宫内膜癌)、血栓性疾病、不明原因阴道出血、活动性肝病、结缔组织病等疾病的患者禁用。

75 选择性雌激素受体调节剂是什么药物？与雌激素类药物有什么不同？

选择性雌激素受体调节剂是人工合成的，结构类似雌激素的化合物，主要有雷诺昔芬及 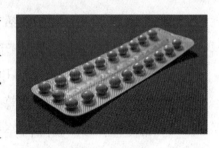 其一系列衍生物。但选择性雌激素受体调节剂不是雌激素。选择性雌激素受体调节剂作用于人体内存在的雌激素受体，发挥类似雌激素作用，从而提高骨密度，降低骨质疏松性骨折的发生率。而在乳腺和子宫上表现为抗雌激素的活性，因而不刺激乳腺和子宫。

选择性雌激素受体调节剂在骨质疏松症的治疗中最大的特点是不增加乳腺癌的发生率。同时，该药在改善血脂、减少动脉粥样硬化形成、保护心血管、抑制绝经后子宫内膜的增生等方面具有明显作用。

76 服用治疗骨质疏松的药物有什么注意事项?

骨质疏松治疗药物包括骨健康基本补充剂（钙和维生素 D）和抗骨质疏松药物（双膦酸盐类、降钙素类、雌激素类、甲状旁腺激素、选择性雌激素受体调节剂、锶盐等）。

钙和维生素 D：我国营养学会制定成人每日钙摄入推荐量为 800mg（元素钙量），50 岁以上人群每日钙摄入推荐量为 1000mg。而我国老年人平均每日从饮食中获取钙量约 400mg，饮食中钙供给不足可选用钙剂补充。平均每日建议补充的钙量为 500mg 至 600mg。维生素 D 有利于钙的吸收，维生素 D 缺乏可导致继发性甲状旁腺功能亢进，增加骨的吸收，从而引起或加重骨质疏松。成年人推荐剂量为 200U/d 至 400U/d，老年人因缺乏日照以及摄入和吸收障碍常有维生素 D 缺乏，故推荐剂量为 600U/d 至 800U/d。维生素 D 用于治疗骨质疏松症时，应与其他药物联合使用。应注意安全性，

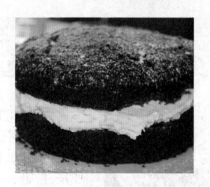

定期监测血钙和尿钙，让医师来调整剂量。

　　钙与维生素 D 作为基础治疗药物，可以与骨吸收抑制剂或骨形成促进剂同时使用，即所谓的"海陆空"三联疗法。对于骨吸收抑制剂和骨形成促进剂，不建议应用相同作用机制的药物来治疗骨质疏松。

77 除了补充钙和维生素 D 外，日常饮食还需要注意什么？

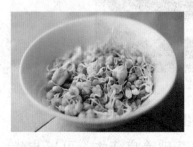

钙和骨代谢可受饮食习惯和食物影响。钙摄取不足的常见原因是牛奶、酸奶、奶酪等乳制品摄取不足。大豆制品、蔬菜、水果、海藻等物质对骨质疏松症具有预防作用。每日适当进食牛奶、乳制品、豆腐、鱼类、黄绿色蔬菜、鱼类和贝壳类海产品，保证每日 800mg 以上的钙摄入。在此基础上，注意保持蛋白质、维生素及矿物质的平衡。

饮料中减少咖啡及碳酸饮料的摄入。饮食习惯应该不偏食不挑食。

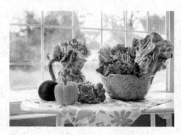

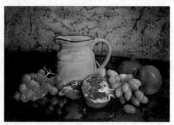

78 患有骨质疏松后，有哪些药物不能同时服用或者需要调整剂量?

美国学者最近完成的一项研究显示，老年女性连续应用抗癫痫药物 5 年，可使髋部骨折的发生危险增加约 29%。这是由于目前应用的抗癫痫药物多是对肝酶有诱导作用的老药，而肝酶对维生素 D 和钙代谢均有影响。因此，在治疗需要抗癫痫药物的患者时，应适当减少剂量或选用新型对肝酶无诱导作用的抗癫痫药物，可有效降低骨质疏松的发生及骨折的风险。

另外糖皮质激素可加重骨质疏松，需要应用的患者应以最小剂量应用，如在病情允许的条件下，以鼻内吸入或局部应用糖皮质激素为佳。

79 骨质疏松的患者因为其他疾病需要大量使用糖皮质激素怎么办?

大量使用糖皮质激素可导致骨密度下降,骨折风险增加。骨折的风险度和糖皮质激素治疗的剂量与持续时间、年龄、体重指数、性别等因素有关。一个重要的决定因素是每日使用剂量,剂量增加则风险增加。停止使用糖皮质激素后,随着时间推移,骨折风险性下降。

这时钙和维生素 D、双膦酸盐、雌激素和睾丸酮、甲状旁腺素、降钙素都可应用。鼓励应用最小剂量糖皮质激素,鼻内吸入或局部应用糖皮质激素。骨密度 $T < -1.5$ 时即开始治疗。保证钙和维生素 D 的充足供应。存在骨折风险的患者给予活性维生素 D 加钙剂、双膦酸盐及甲状旁腺素治疗。

80 骨质疏松引起的疼痛，需要吃镇痛药吗？

在骨质疏松治疗药物中，降钙素类有镇痛作用，但往往在用药两周后才能逐渐起作用。为了快速达到镇痛效果，需要给患者服用一些镇痛药物。药物的选择要依据患者的疼痛评分。疼痛等级的数字模拟评分（NRS）≤3 分，可以用对乙酰氨基酚或非甾体抗炎药，即第一阶梯镇痛药；NRS 为 4～7 分可以选择第二阶梯镇痛药，如曲马朵或可待因及其复方药物；NRS＞7 分可选择第三阶梯镇痛药，即强阿片类药物，例如吗啡、羟考酮等。

81 有哪些镇痛药可以治疗骨质疏松疼痛?

（1）非甾体抗炎药：这类药品很多，常用的有：布洛芬、吲哚美辛、美洛昔康、塞来昔布等。

（2）弱阿片药物如：可待因、曲马朵。

（3）强阿片药物如：吗啡、羟考酮、芬太尼、氢吗啡酮等。

但是要特别提醒您，用药这方面还是要遵医嘱，在医师的指导下购买和服用。

82　骨质疏松的患者可以按摩吗?

可以在专业的按摩医院按摩，注意力度和时间。不提倡自己用按摩器械或按摩椅等按摩。因为骨质疏松患者极易发生脆性骨折，所以在按摩揉捏的过程中一定要避免大力操作，避免非专业人员进行按摩。曾经报道过患者自己用器械按摩不当导致骨折的案例。中医治疗从补益肝肾的角度进行穴位按摩，值得考虑。建议到正规医院找专业医师按摩。

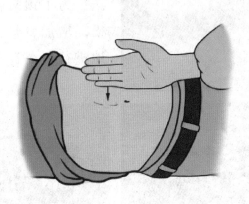

83 除了药物外，还有哪些镇痛方法可以治疗骨质疏松引起的疼痛？

除了药物外，下列方法也能起到镇痛作用。①物理学疗法：骨质疏松症的物理疗法主要是光线疗法，即人工紫外线疗法和日光浴疗法，它对骨质疏松起到重要的直接治疗作用。此外，还可应用电、磁、温热等物理疗法对症治疗，以缓解临床症状，起到间接治疗作用。②运动疗法：为了预防骨质疏松，增加骨量，适当地进行负荷运动是非

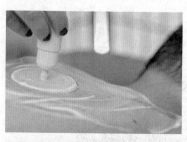

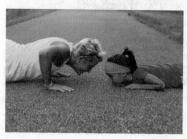

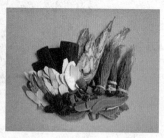

常重要的。负荷运动可增加骨量，而使绝经后的骨量减少速度有缓慢下降的趋势。对慢性腰背疼痛的患者来说，体操治疗也很重要。运动的目的是改善腰背部肌肉的过度紧张状态，提高脊柱整体的可动性，同时增强腹肌、背肌的运动能力。③生活习惯：戒烟忌酒，少喝咖啡及碳酸饮料，控制体重。④矫形外科疗法：包括骨折的手术治疗。⑤神经阻滞治疗：如射频治疗等。⑥中医中药治疗。

84 镇痛药物一般要吃多久?

镇痛药物不建议服用时间过长。因为镇痛药物在起到镇痛作用的同时，也带来一些不良反应。如非甾体抗炎药对胃肠道的刺激、对心血管的不良影响及药物对肝肾功能造成的负担，都要有所顾虑；阿片类药物带来的恶心呕吐、便秘等副作用，也限制其应用。因此服用止疼药只是缓兵之计，只要疼痛得到缓解，应尽快逐渐停止服用镇痛药物。通过正规的抗骨质疏松治疗，从根本上缓解骨质疏松性疼痛。

85 哪些患者需要手术治疗骨质疏松引起的疼痛?

因骨质疏松症发生骨折的患者，需首选外科手术治疗，其目的在于治疗骨折，同时减少疼痛，尽早恢复正常功能。

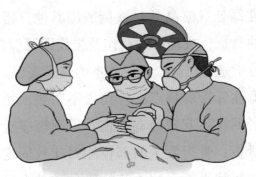

86 什么是脆性骨折？它和骨质疏松有什么关系？

脆性骨折即骨质疏松性骨折，指原发性骨质疏松症导致骨密度和骨质量下降，骨强度减低，在无外伤或仅有轻微外伤的情况下即发生的骨折，如站在高处或略高处时跌倒或因其他日常活动而发生的骨折，或轻微的动作及损伤即可引起骨折。脆性骨折是骨质疏松症最严重的临床表现。

脆性骨折的特点：外伤史不明显，相当一部分患者回忆不起曾经有外伤，出现疼痛就诊时才发现骨折；骨折发生的部位相对比较固定，如胸腰椎的压缩骨折、髋关节的股骨颈骨折或股骨粗隆间骨折、尺桡骨（前臂）下端的骨折；胸腰椎压缩性骨折，有的无明显症状，不感到疼痛，有的可出现明显疼痛。

脆性骨折的危害性很大，可导致病残率和死亡率的增加。之所以脆性骨折相比其他类型骨质疏松导致的骨折更危险，主要还是与它的骨折部

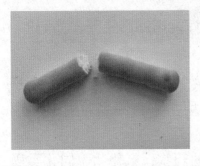

位有关。如果只是上肢骨折，那么一般来说对生活的影响不会太大，也不需要卧床休息。但如果是髋部和脊柱发生的骨折，那么就会卧床一段时间。卧床对于老年人来说容易造成肺炎、深静脉血栓等一系列并发症，有时是致命的。

87 骨质疏松的治疗能帮助产生新骨质吗?

抗骨质疏松的药物从作用机理上可分为三大类:

(1)抑制骨吸收的药物:降钙素、双膦酸盐等。

(2)增加骨形成的药物:氟化物、同化类固醇激素、甲状旁腺素、生长激素、骨生长因子等。

(3)改善骨质量的药物:降钙素、甲状旁腺素、第二代或第三代双膦酸盐。

其中,第二大类增加骨形成的药物具有促进新骨形成、增加成骨细胞分泌骨胶原、促进骨基质形成及基质矿化的作用。因此,可以认为抗骨质疏松的部分药物治疗可以帮助产生新骨质。

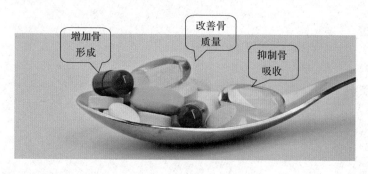

增加骨形成

改善骨质量

抑制骨吸收

88 因骨质疏松发生的骨折与普通骨折有区别吗?

骨质疏松性骨折与普通骨折相比具有以下区别和特点:①骨质疏松性骨折部位骨量低、骨质量差,骨折复位困难;②骨质疏松性骨折患者长期卧床制动,会导致骨质血运及营养恶化,进一步加剧骨质疏松症,形成恶性循环;③植入内固

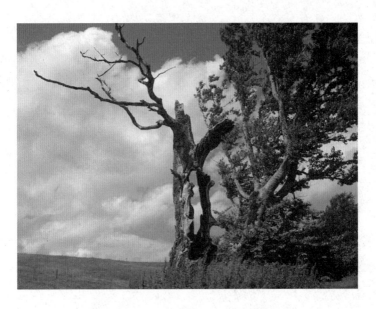

定物（如假体、钢板等）治疗稳定性差，植入物容易松动、移位、脱出甚至断裂；④骨折愈合缓慢，易发生延迟愈合甚至不愈合；⑤同一部位及其他部位发生再次骨折的风险增大；⑥骨质疏松性骨折患者多为老年患者，常合并其他部位或系统疾病，易发生并发症，增加治疗的复杂性和风险性；⑦致残率和致死率较普通骨折明显增高。

89 哪些骨头容易骨折?

骨质疏松症患者最常见的骨折部位是脊柱、髋部、桡骨远端（手腕部）和肱骨近端（肩部），

当然，其他部位也可发生，如肋骨。其中，脊柱是骨质疏松性骨折中最为常见的部位，而胸腰段的骨质疏松性骨折约占整个脊柱骨折的90%。其次常见的是髋部骨质疏松性骨折，主要包括股骨颈骨折和股骨转子间骨折。

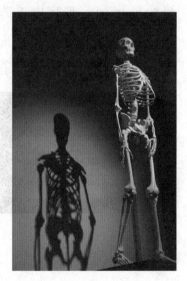

90 为什么有些骨质疏松的患者没有外伤也会骨折?

　　骨质疏松症患者骨量降低、骨微结构破坏、骨脆性增加、骨强度下降，就好像一块松脆的饼干，其骨折风险较正常人大大增加。在日常生活中，有些轻微动作常常不被骨质疏松症患者所感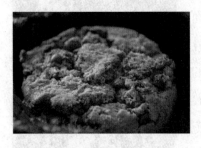知（即没有明显的外伤史），但也可引起骨折，如咳嗽、打喷嚏、提重物、抱小孩，甚至用力呼吸等。

91 骨折后对于骨质疏松的治疗有改变吗?

骨质疏松性骨折源于骨质疏松症,因此骨折后更应该加强对于骨质疏松的治疗,从而可以抑制快速骨丢失,促进骨愈合,减少再骨折的发生率。①调整生活方式:饮食中注意摄入钙、维生素 D 及蛋白质,并每日补充钙剂 800~1200mg 及 400~800IU 活性维生素 D_3,适当户外活动多日晒,避免嗜烟、酗酒和慎用影响骨代谢的药物,尤其要注意采取防止跌倒的各种措施;②抗骨质疏松药物治疗:在骨质疏松性骨折的早期,由于破骨细胞活跃,骨质吸收增强,卧床和制动会导致骨量进一步丢失,因此宜选用抑制骨吸收的双膦酸盐类药物;以缓解骨痛为目的的骨质疏松性骨折治疗应选择降钙素,能够明显改善骨质量,提高骨的生物力学性能,显著降低再骨折发生率,并可短期联合应用非甾体类药物,以确保镇痛效果,提高患者的舒适度;在骨折的恢复期和功能康复期,活性维生素 D_3 不仅能增加骨量,降低再骨折的风险，而且有助于增强肌力、提高神经肌肉协调性，有效防止跌倒。建议骨质疏松性骨折老年患者补充活性维生素 D_3，骨量显著下降且有明显骨痛或骨关节炎的患者，用降钙素和双膦酸盐类药物治疗均有显著疗效。

92 骨质疏松患者的骨折愈合时间是否会延迟?

骨质疏松患者的骨折愈合时间较普通骨折患者通常会延迟。因为患者罹患骨折并卧床后，由于活动减少，骨骼的血运及营养进一步恶化，将发生快速骨质丢失，又会加重骨质疏松症，形成恶性循环。骨质疏松症骨折愈合缓慢，传统的内固定治疗稳定效果差，犹如在松软的木头上打钉子，内固定物不能得到有效的把持和固定，容易松动、脱出、移位甚至断裂。内固定物失败加上长期卧床又将增加感染、压疮、坠积性肺炎、下肢深静脉血栓等其他手术并发症的风险，进一步延长患者康复时间。并且，由于骨质疏松症是全身骨质疾病，患者其他部位发生再骨折的风险明显增大，致残率、致死率增高，骨折即使愈合后康复也很缓慢。

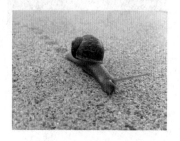

93　骨质疏松患者骨折后的治疗方法是否与非骨质疏松患者不同？

　　对于所有的骨折患者，其治疗方法都无外乎以下三大原则：①将骨折的部位恢复正常的位置；②将骨折的断端加强固定；③有效地锻炼以恢复其功能。而对于骨质疏松患者，其骨折治疗则在这三条基础上再增加一条：抗骨质疏松治疗。理想的治疗是能将以上四条有效有机地结合，即在不加重局部血运障碍的前提下将骨折恢复正常的位置，在骨折牢固固定的前提下尽可能不妨碍肢体活动，早期进行功能锻炼，使骨折愈合和功能恢复达到比较理想的结果，同时配合使用抗骨质疏松药物，以避免骨质疏松加重或发生其他部位再骨折。

骨折治疗　+　抗骨质疏松治疗

94 骨折后是否应停止锻炼？

骨质疏松患者骨折后，既要考虑到一般骨折患者的康复规律，又要结合患者骨质量差、内固定不稳固及骨 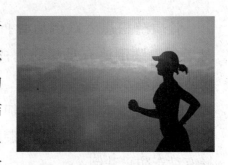 折愈合缓慢的特点，早期进行肌肉、关节的被动和主动锻炼，尽早活动未固定的关节，尽量减少卧床时间。随着骨折的愈合和患者健康状况的改善，功能锻炼活动范围由小到大，次数由少到多，但应严格控制可能影响骨折断端的活动。锻炼的程度应控制在不让患者感到疲劳，骨折部位不出现疼痛的范围。有以下情况者不宜进行功能锻炼：骨折延迟愈合、关节内有骨折片及损伤性关节炎。

95 有什么办法可以防止跌倒吗?

骨质疏松患者跌倒后骨折的风险大大增加。对老年人跌倒要有足够的重视,应立足于预防。预防需从多方面考虑:

(1)增加体力锻炼:增加体力活动对预防老年人跌倒有重要作用,增加髋部活动和做平衡体操有助于防止跌倒。

(2)保持精神活动:保持旺盛的精神活动、注意力集中可预防跌倒的发生。

(3)改进家庭安全措施:如卫生间靠近卧室,马桶旁和走廊应有扶手,家具摆置适当,床和椅的高度不宜过低,防止地面积水,增加照明,穿

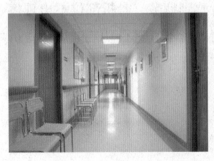
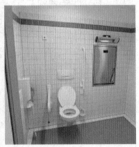

合适的鞋和裤子等，以减少跌倒的发生。

（4）有效控制慢性病：如控制高血压、高血脂等，预防脑梗死，可减少跌倒的发生。

（5）避免使用不适当的药物：凡是能够引起跌倒的药物（例如可能引起头晕、困倦的药物），老年人应慎用，以避免药源性跌倒的发生。

96　出现脊柱椎体骨折后有什么注意事项?

一旦确诊为脊柱椎体骨折，应立即卧硬板床，严格制动。对于椎体压缩程度较轻（高度丢失小于1/3）、疼痛不太剧烈的患者，可以不用手术治疗，佩戴支具或腰围，限制活动2～3个月，直至骨折愈合。对于椎体压缩程度明显（高度丢失大于1/3）、椎体后壁完整、疼痛明显、保守治疗效果不明显的患者，可考虑经皮椎体成形术等微创治疗。术后应注意腰背肌锻炼，加强腰背肌肉的力量，防止再次出现脊柱椎体骨折。

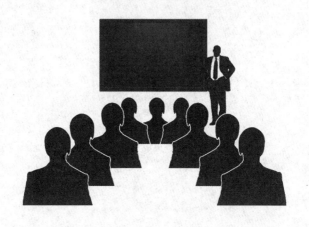

97　什么是椎体成形术?

　　顾名思义，椎体成形术就是在脊柱椎体压缩骨折变形后采取一些办法使椎体恢复原来的形状，是一种微创的手术。常用的方法是在皮肤上穿刺一根空心针，在 X 线引导下准确到达压缩变形的椎体，经空心针将液态的骨水泥注射到椎体里面，变形的椎体被撑起恢复到接近原来的形状，骨水泥很快凝固，给椎体形成有力的支撑。相当于给倒塌的房屋重新撑起大梁。

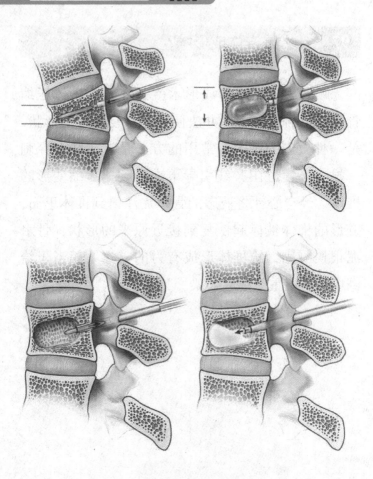

98　出现股骨颈骨折后有什么注意事项？

老年骨质疏松症患者股骨颈骨折致畸、致残率高，康复缓慢，病死率高。有以下注意事项：

（1）及时就诊，制订个体化治疗方案，根据具体情况决定牵引或手术治疗等，避免错过治疗时机。

（2）卧床期间注意预防下肢深静脉血栓（可导致肺栓塞，死亡率极高）、肺炎等并发症。

（3）手术后循序渐进地进行功能锻炼。

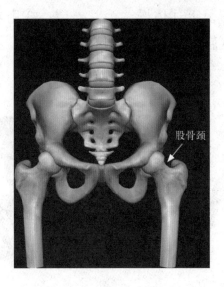

股骨颈

99 有哪些锻炼方法可以预防跌倒?

预防跌倒的最好办法是坚持体力锻炼和精神鼓励。平衡体操做法如下（每节体操重复做 10 次）：

第一节：①先用一条腿站立，然后用另一条腿站立，可用手指支撑；②重复上述体操，每条腿站立时间为从 1 数到 10；③重复上述体操，每条腿站立时间为从 1 数到 20。

第二节：①坐在餐椅上，向左转然后向右转；②重复上述体操，手臂外展；③用右手碰到左足，然后用左手碰到右足。

第三节：坐着从地上拾物体举起，然后放回

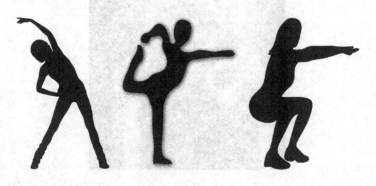

112

到地面。

　　第四节：①站着从桌上慢慢地拿起物体，放在椅子上，然后再放回到桌子上；②重复上述体操，但是这一次是把物体慢慢地放到地面上。

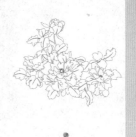

预 防 篇

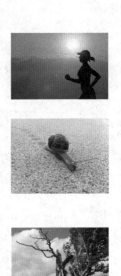

100 骨密度正常了还需要继续治疗吗?

需要继续治疗。骨质疏松将随着年龄增长而进行性加重，即使经过治疗后骨密度恢复正常，只要确认药物的安全性，排除副作用，没有应用的禁忌证，还应该考虑继续用药。只有当出现骨吸收的过度抑制时，才可采取以下两种方法：一是暂时性终止用药，二是改换作用机制不同的药物。关于双膦酸盐制剂，尚未见报道过量用药的问题，国外研究证明了其用药十年的安全性和有效性。

101 如何尽量避免骨质疏松的危险因素?

（1）合理饮食，保证足够的钙和蛋白质的摄入。

（2）适当地晒太阳。

（3）良好的生活习惯：不吸烟，不过度饮酒，避免大量摄入咖啡及碳酸饮料，避免过度节食减肥，保持适度的锻炼。

附　录

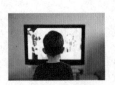

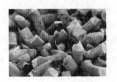

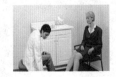

典 型 病 例

病例 1

陈先生的颈背部及右侧上肢酸困痛及伴麻木有两三年了，平时因大量的书稿工作没有时间看病治疗，自己在家敷药，按摩缓解。近一月加班加点赶稿件，颈背部和上肢疼痛、麻木越来越重，用平时的方法不能缓解，近三天感剧烈疼痛，右手臂呈现电击样疼痛，手臂上举抱头能缓解一点，因影响工作和生活，赶紧前来医院。医师检查他颈部和肩部压痛，特别是右侧颈椎旁压痛剧烈并且向右侧手臂窜电样疼痛伴手指麻木，做颈神经牵拉、椎间孔压迫试验，头颈牵引试验等都反应强烈。做了颈椎MRI 检查和 X 线检查发现颈 4～5、5～6、6～7 的颈椎间盘突出，椎间孔狭窄并压迫神经。红外热像图检查显示颈部大片高温图像，肩部和右臂至手呈现低温图像。肌电图提示神经源性损害，神经传导速度降低。医师告诉陈先生患了神经根型颈椎病，神经压迫症状严重需要住院进行微创介入治疗，并告诉他保守治疗解决不了问题。陈先生听从了医师的建议住院做了椎间孔镜突出髓核摘除手术。手术后疼痛和麻木消失，颈部和手臂非常轻松。观察了两天就出院了，出院后遵照医师嘱咐改变工作时姿势，每30～40分钟，抬头向天，正确使用枕头并采用颈肩保暖等措施。

病例2

王阿姨颈肩疼痛有些年头了，时好时坏，最近一段时间感到疼痛有些加重，颈部姿势不对时，左侧手臂出现电击样疼痛还伴有轻度麻木。家人说可能是肩周炎了吧，给予拔罐、热敷、针灸、贴膏药治疗，可是症状不见好，有加重的趋势。在家人的催促下来到医院就诊，可是不知看什么科，问了导医护士才知这种情况要到疼痛科就诊。见到医师详尽地述说了自己的病情，医师做了检查，王阿姨颈肩部有压痛，但是肩部活动都好，不像肩周炎的症状。于是先做了红外热像检查，提示有神经损害的表现，进一步做了 MRI 检查显示颈椎间盘 4～5 轻度突出、5～6 椎间盘膨出，肌电图也显示有神经性损害。并进行心脏功能检查，排除了心脏疾患。因为王阿姨前面做了保守治疗效果都不好，虽然椎间盘突出不严重，但已经有神经压迫症状，所以医师建议她做射频微创介入手术。王阿姨接受了，手术后恢复很快，疼痛消失，还有一点麻木感。出院时医师交代要继续吃一个月的神经营养药，注意睡眠姿势，不要低头做事，要抬头挺胸，注意保暖，坚持做些轻度的颈部活动，一月后王阿姨来复诊，告诉医师她已经好多了。

病例 3

今天疼痛门诊来了一位就诊的青年人，他告诉医师最近一个月因工作忙，每天都长时间地使用电脑，最近一周突感到颈肩部酸困胀痛，颈部活动受限，活动后感觉好点，但工作用电脑时就疼痛加重，还出现双上肢麻木和刺痛感，颈后伸、旋转时疼痛加重，右上肢比左上肢症状重。患者非常担忧地问医师这是得了什么病？医师给他做了一些检查，其中：肢体运动检查、颈神经张力检查阳性，斜方肌、冈上肌、冈下肌、胸锁乳突肌压痛，遂告诉患者可能是神经根型颈椎病，需要进一步检查确定。

检查结果：红外热像显示颈肩背部大片高温图像，双上肢都有部分低温图像，X线片显示颈椎生理曲度变直，MRI显示颈4～5椎间盘膨出，向后压迫硬膜囊，颈5～6轻度膨出。考虑诊断为神经根型颈椎病，为早期轻度。采取保守治疗方案：物理治疗＋药物治疗。冲击波加颈部超激光治疗一疗程，口服神经营养药和肌肉松弛药。医师还要求患者每天抽时间做颈椎操，调整工作时头颈部姿势，使用颈枕。症状很快得到缓解，坚持治疗了一个月后恢复正常生活。

全国疼痛科女医师帮助您

	姓名	单位	地址
广东	卢振和	广州医科大学附属第二医院	广东省广州市海珠区昌岗东路 250 号
	何雁冰	南方医科大学南海医院	广东省佛山市南海区里水镇振兴路 45 号
	王小平	暨南大学附属第一医院	广东省广州市天河区黄埔大道西 613 号
	魏迨桂	广东省人民医院	广东省广州市越秀区中山二路 106 号
	孙承红	广州医科大学附属第三医院北院	广东省广州市荔湾区荔湾路 35 号
	刘纪文	中山大学附属第八医院（深圳福田医院）	广东省深圳市福田区深南中路 3025 号
	邹冬玲	广东省清远市人民医院	广东省清远市新城区银泉南路
海南	刘琳	海南省海口市第四人民医院	海南省海口市琼山区府城镇新城路 1 号
北京	冯艺	北京大学人民医院	北京市西城区西直门南大街 11 号
	刘红兵	首都医科大学附属北京天坛医院	北京市东城区天坛西里 6 号
	陶蔚	首都医科大学宣武医院	北京市西城区长椿街 45 号
	赵英	卫生部北京医院	北京市东城区东单大华路 1 号
	司马蕾	中日友好医院	北京市朝阳区樱花东路 2 号
天津	史可梅	天津医科大学第二医院	天津市河西区平江道 23 号

续表

	姓名	单位	地址
山西	薛朝霞	山西医科大学第一医院	山西省太原市迎泽区解放南路 85 号
	张飞娥	长治医学院附属和平医院	山西省长治市城区延安南路 110 号
浙江	严敏	浙江大学医学院附属第二医院	浙江省杭州市上城区解放路 89 号
	冯智英	浙江大学医学院附属第一医院	浙江省杭州市上城区庆春路 79 号
山东	傅志俭	山东省立医院	山东省济南市槐荫区经五路 324 号
	于灵芝	山东大学附属济南市中心医院	山东省济南市历下区解放路 105 号
	王敏	山东枣庄市立医院	山东省枣庄市市中区龙头中路
	于俊敏	青岛大学附属医院	山东省青岛市五台山路 1677 号
江苏	陆丽娟	南京大学医学院附属鼓楼医院	江苏省南京市鼓楼区中山路 321 号
	贾宏彬	南京军区南京总医院	江苏省南京市白下区中山东路 305 号
	金晓红	苏州大学附属第一医院	江苏省苏州市沧浪区十梓街 188 号
	申文	徐州医学院附属医院	江苏省徐州市泉山区淮海西路 99 号
	荣雪芹	徐州矿务集团总院	江苏省徐州市泉山区煤建路 32 号
上海	刘丽丽	上海市曲阳医院	上海市虹口区玉田路 333 号
江西	王晓英	江西省九江市第一人民医院	江西省九江市浔阳区塔岭南路 48 号
	顾丽丽	南昌大学第一附属医院	江西省南昌市东湖区永外正街 17 号
湖北	王云霞	湖北省中山医院	湖北省武汉市硚口区中山大道 26 号
	张小铭	华中科技大学协和医院	湖北省武汉市江汉区解放大道 1277 号
	周伶	武汉市普爱（骨科）医院	湖北省武汉市桥口区解放大道 76 号（古田三路）

续表

	姓名	单位	地址
湖南	鄢健勤	中南大学湘雅医学院第一附属医院	湖南省长沙市开福区湘雅路87号
贵州	王林	贵州医科大学附属医院	贵州省贵阳市云岩区贵医街28号
	李瑛	贵州省遵义医学院附院	贵州省遵义市汇川区大连路149号
四川	刘慧	四川大学华西医院	四川省成都市武侯区国学巷37号
云南	张小梅	昆明医科大学第一附属医院	云南省昆明市五华区西昌路295号
重庆	杨晓秋	重庆医科大学附属第一医院	重庆市渝中区袁家岗友谊路1号
	郭晓丽	第三军医大学第三附属医院	重庆市渝中区长江支路10号
	石英	第三军医大学附属西南医院	重庆市沙坪坝区高滩岩正街29号
新疆	李亦梅	新疆医科大学第一附属医院	新疆乌鲁木齐市新市区鲤鱼山南路137号
	吴玉莲	新疆维吾尔自治区人民医院	新疆乌鲁木齐市天池路91号
	张少勇	新疆生产建设兵团医院	新疆乌鲁木齐市青年路232号
	常玉华	新疆巴州人民医院	新疆库尔勒市人民东路56号
吉林	刘娜	吉林省人民医院	吉林省长春市朝阳区工农大路1183号
辽宁	崔文瑶	中国医科大学附属第一医院	辽宁省沈阳市和平区南京北街155号